口袋里的皮肤科医生

药 疹

主　编：李福伦

副主编：严　格

　　　　段彦娟

编　委：郭冬婕

　　　　郭婉军

　　　　刘　欣

　　　　华　亮

　　　　王　怡

　　　　冯心怡

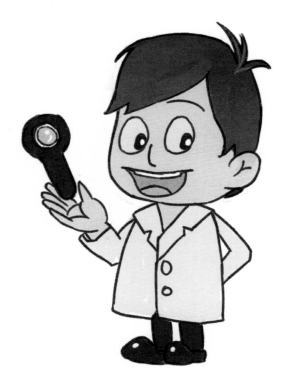

中国中医药出版社

·北　京·

图书在版编目（CIP）数据

药疹 / 李福伦主编 . — 北京 : 中国中医药出版社，
2022.2
（口袋里的皮肤科医生）
ISBN 978-7-5132-7180-6

Ⅰ . ①药… Ⅱ . ①李… Ⅲ . ①药物过敏—诊疗
Ⅳ . ① R593.1

中国版本图书馆 CIP 数据核字（2021）第 191099 号

中国中医药出版社出版

北京经济技术开发区科创十三街 31 号院二区 8 号楼
邮政编码　100176
传真　010-64405721
山东临沂新华印刷物流集团有限责任公司印刷
各地新华书店经销

开本 889×1194　1/24　印张 2.25　字数 29 千字
2022 年 2 月第 1 版　2022 年 2 月第 1 次印刷
书号　ISBN 978-7-5132-7180-6

定价　23.80 元
网址　www.cptcm.com

服务热线　010-64405510
购书热线　010-89535836
维权打假　010-64405753

微信服务号　**zgzyycbs**
微商城网址　**https://kdt.im/LIdUGr**
官方微博　**http://e.weibo.com/cptcm**
天猫旗舰店网址　**https://zgzyycbs.tmall.com**

如有印装质量问题请与本社出版部联系（010-64405510）

丛书简介

　　随着社会经济的发展、人们生活节奏的加快，皮肤病发病率逐年增高。大部分皮肤病虽然不会危及生命，但对患者生活、工作以及人际交往造成严重困扰，影响患者身心健康。

　　本系列丛书旨在向读者科普常见皮肤疾病，通过简单易懂、生动有趣的漫画，让患者和家属了解皮肤病的发病原因、常见表现、基本治疗手段以及日常养护，以期达到提高大众知晓率、消除恐惧以及走出误区的目的。

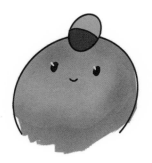

药疹

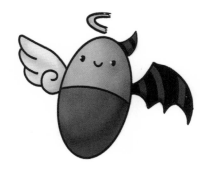

药物

目　录

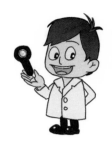

第一章　药物可能引发药疹 / 1

什么是药疹 / 2

引起药疹的常见药物 / 4

为什么会发生药疹 / 6

药疹发生的时间 / 12

第二章　药疹的"七十二变" / 15

会要命的药疹 / 17

最多见的药疹 / 21

荨麻疹样的药疹 / 24

固定表现的药疹 / 25

比较严重的药疹 / 26

药物的超敏反应 / 29

第三章　几点常识及时识别药疹 / 31

药疹虽善变也有共同点 / 32

用药后发的皮疹不都是药疹 / 34

第四章　如何预防和治疗药疹 / 36

重在预防 / 37

药疹也要靠药治 / 39

第五章　药疹小小问答 / 44

第一章
药物可能引发药疹

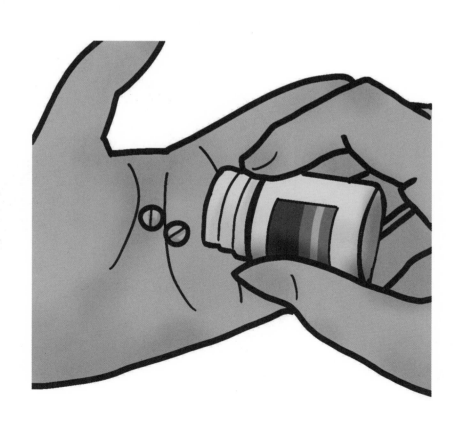

什么是药疹

药疹，又称药物性皮炎，是由药物引发的过敏反应。药物本身是用来防病治病的，但同时也会伴有多种不良反应，过敏就是不良反应之一，而药疹又是过敏反应最常见的表现类型。

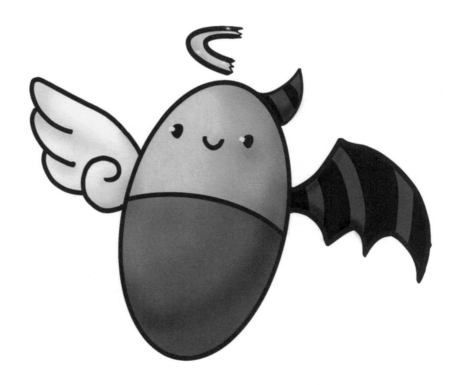

　　皮肤和黏膜是发生药疹时主要的受累对象，会出现红斑、丘疹，甚至水疱、表皮坏死等。然而，严重的药疹也会伴有内脏损害，甚至危及生命。

红斑　　丘疹　　　水疱

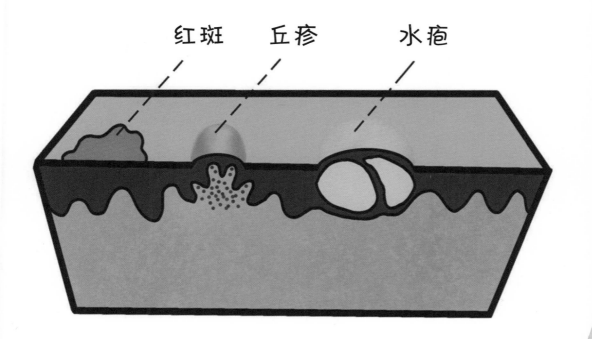

引起药疹的常见药物

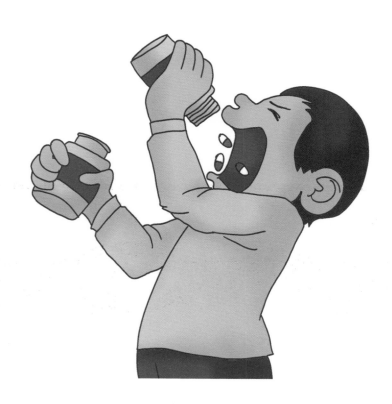

　　很多药物都有引起药疹的可能性，在药物说明书上几乎都可以看到皮疹这一不良反应，不过常见的容易致敏的药物有以下几类：

　　①抗生素类药物；②解热镇痛类药物；③磺胺类药物；④安眠镇静类及抗癫痫类药物；⑤中草药类。

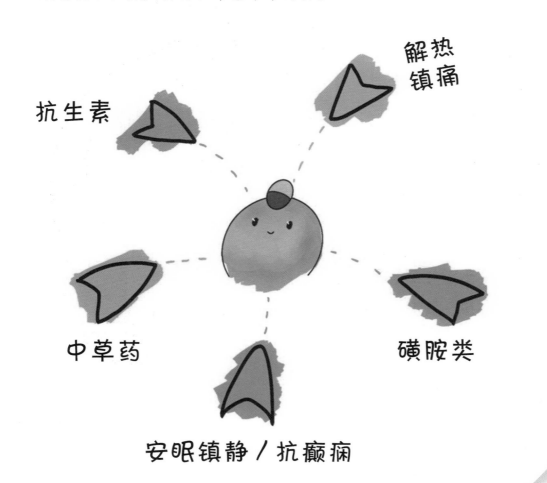

为什么会发生药疹

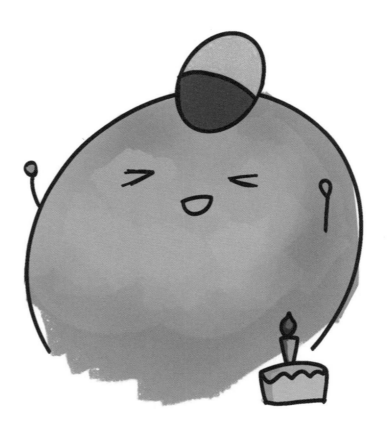

大多数药疹都是一种过敏反应，药物进入人体后，能够与体内的蛋白质或某些成分相结合，这时人体视其为一种异物，激发免疫反应，发生药疹。

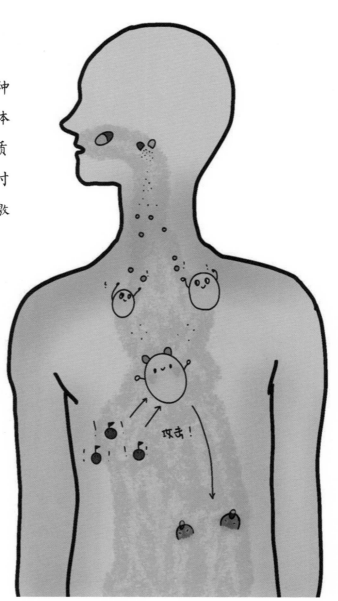

　　同一种药物，不是所有的人使用后都会发生药疹，这要看个人体质，比如，青霉素有的人过敏，有的人不过敏，同时也跟个人当时的状态有关，在合并一些病毒或细菌感染时，本来不过敏的药物就可能使人发生过敏反应。

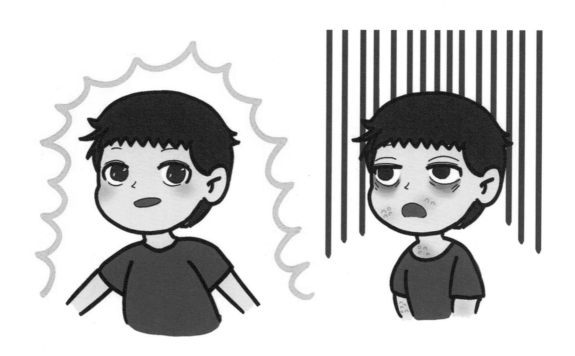

药疹还与遗传因素有关，过敏体质，有过敏性疾病史的人相较其他人发生药疹的概率要大。

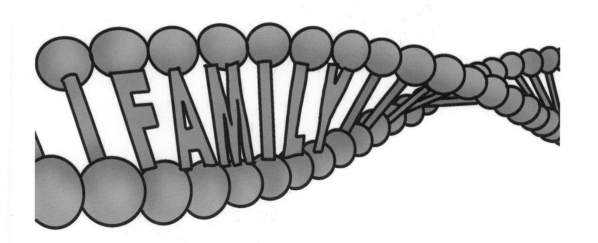

当然，一些药物进入人体后没有复杂的免疫机制，单刀直入，直接作用于某些细胞、酶类等成分，也会产生皮疹。还有，药物过量或者积聚，也可以在皮肤和黏膜上有反应。

　　总之，药疹的发生机制非常复杂，有些还不是很清楚。但是，我们可以预防药疹，了解药疹，减少药疹对我们的影响。

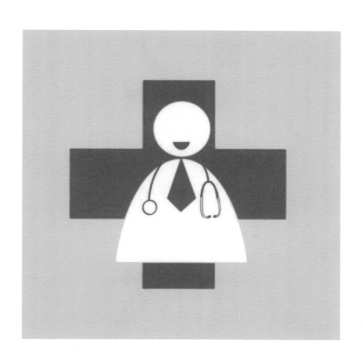

药疹发生的时间

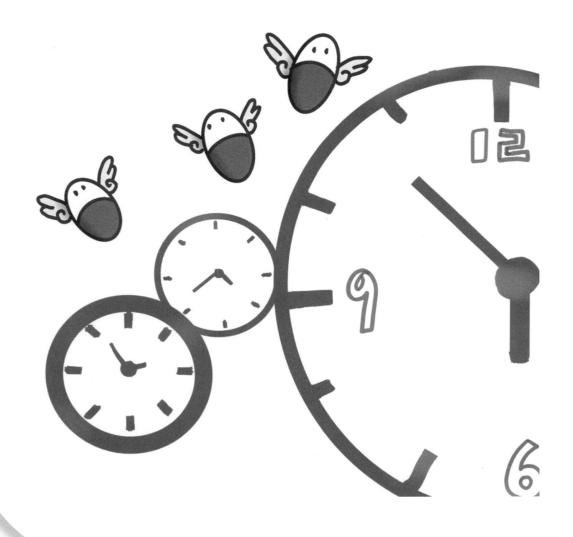

　　药疹有一定的潜伏期，如果是第一次用药一般5～20天产生皮疹，有的可能更长，或许药疹发生时，药物已经停用，但医生还是会询问在发疹前一段时间是否服用过新品种药物。

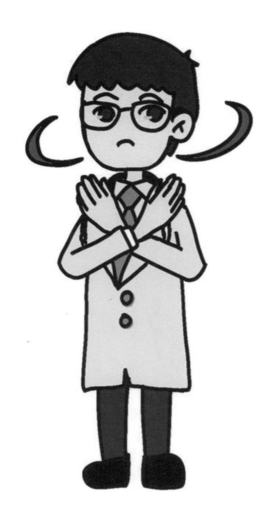

如果初次过敏后，下次又使用了本药物或同类药物，皮疹可能在1～2日或数小时甚至几分钟内发生。这种多是在疾病治疗的过程中发生皮疹，医生需要判断可疑的致敏药物，并及时停用。

第二章
药疹的"七十二变"

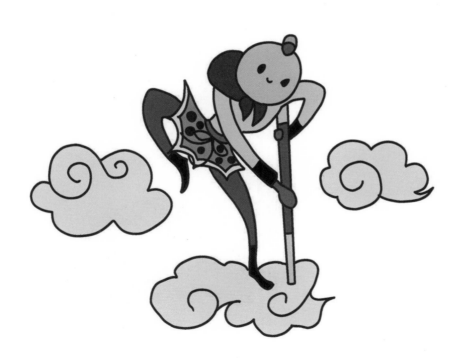

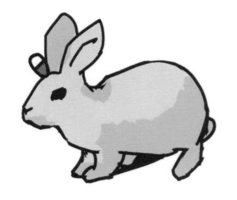

药疹的症状可以很轻，也可以很重，皮疹可以快速发作，也可以是使用药物一段时间甚至较长时间才发作。临床类型有多种，表现也多种多样。

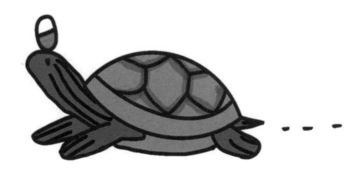

会要命的药疹

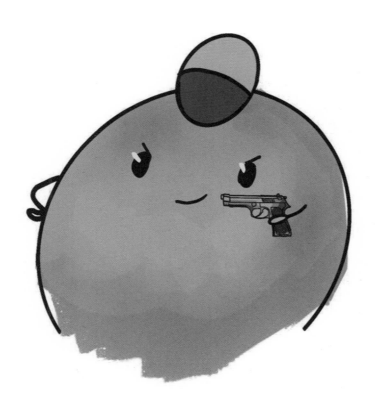

一些药物引发的过敏反应，发生迅速，能够导致喉头水肿，呼吸困难，血管扩张，血压下降……短时间内可发生休克，如抢救不及时会危及生命。

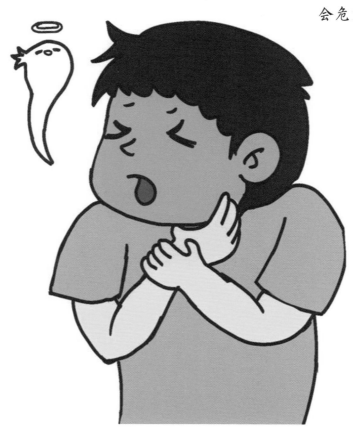

　　人体对陌生的东西都有一个认知的过程，对药物也一样。特殊体质的人接触某些药物后会对这种药物产生记忆，但第一次没发作，一旦再次接触这种药物，便以迅雷不及掩耳之势产生过敏反应。

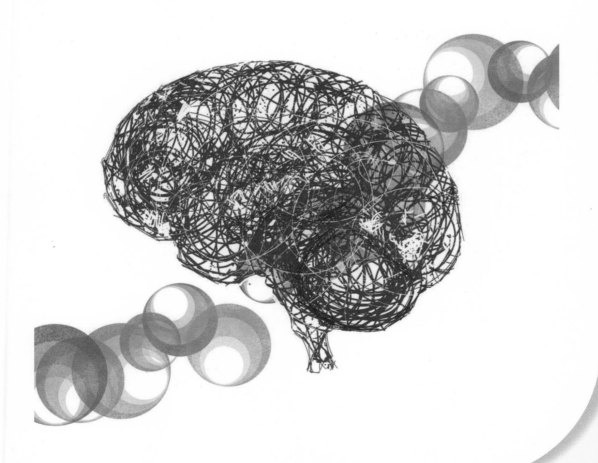

这种最常见的是青霉素及其杂质引发的过敏，所以医院里要求有青霉素皮试阴性的报告才能发放相应药物，一旦有青霉素过敏的记录，医生就不会再给你使用青霉素了。

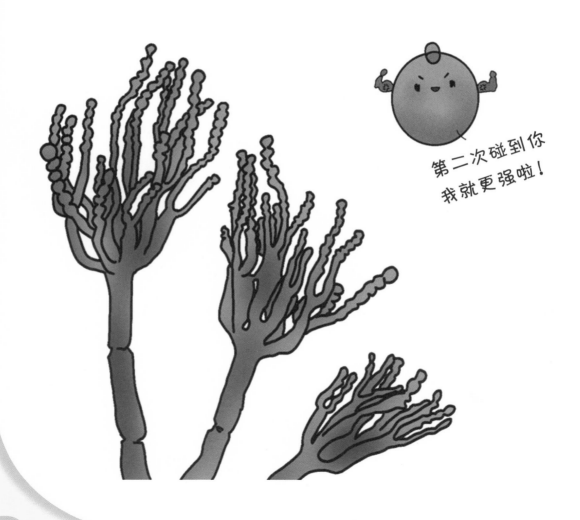

第二次碰到你我就更强啦！

最多见的药疹

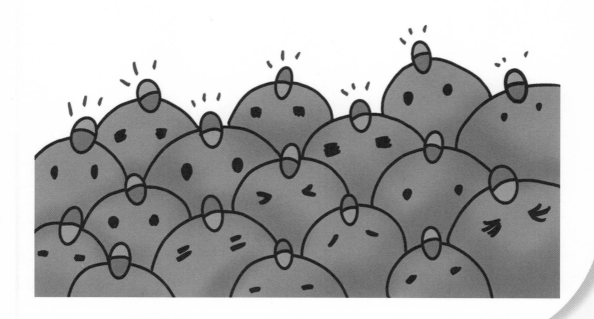

　　药疹中最多见的类型就是发疹型药疹，几乎占90%以上。表现为全身红色斑片或米粒大小丘疹，广泛且弥漫，对称分布，形态像麻疹或猩红热的皮疹，并伴有不同程度的瘙痒。

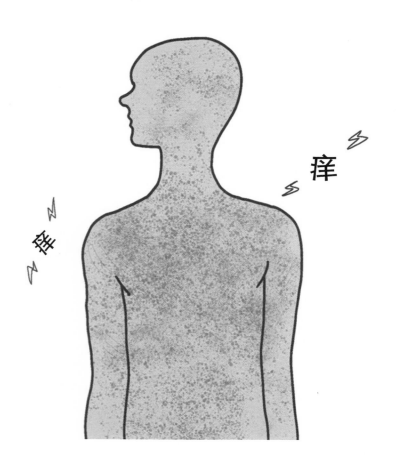

　　这种药疹在及时停药，对症处理之后，多数都会好转，影响一般不会很大。但要记录本药物过敏史，并在下次就医时告知医生。如果没有及时停药，则可能进展为重症药疹。

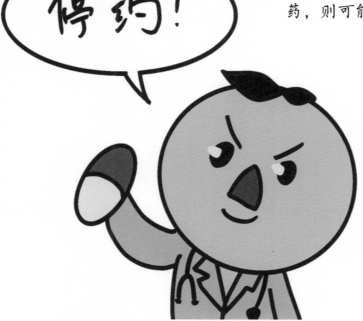

荨麻疹样的药疹

　　有的药疹皮疹形态为大家熟悉的荨麻疹样，呈片状的红色风团，不同于普通荨麻疹的是，药物引发的风团持续时间较长，一般在24小时内不能消退，且颜色较红，有的还有刺痛、触痛感。

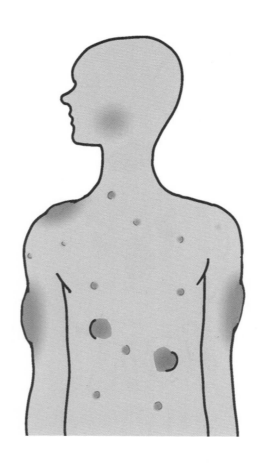

固定表现的药疹

　　固定表现的药疹又称固定性药疹。这种药疹的特点是，每次服用同样药物后基本在同一部位出现皮疹，形态特点是局限性圆形或椭圆形红斑，消退后留有色素沉着，可以为单个或者多个。

　　固定性药疹的症状比较轻微，如果没有糜烂，1～10天基本可以消退。

第一次服药　　　　　　　　　　　第二次服药

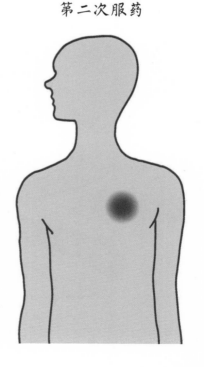

比较严重的药疹

药疹也有很严重的，除了皮肤症状，还伴有明显的全身症状，如治疗不及时，则会危及生命。

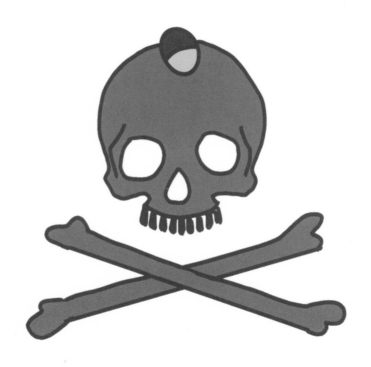

　　常见的有表现为全身皮肤片状剥脱的剥脱性皮炎型药疹，表现为表皮松解及松弛性水疱的大疱性表皮松解坏死型药疹，表现为红斑、水疱、糜烂、疼痛的重症多型红斑型药疹。

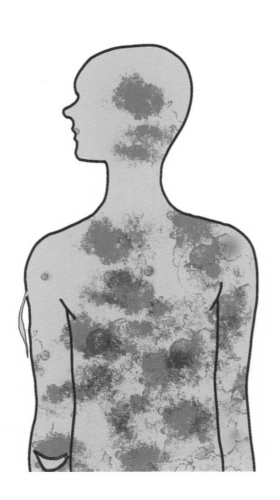

有些药物引发的药疹就容易表现为重症药疹，有些是个别人对某些药物过度敏感，有些是开始没有及时停用引发过敏的药物，导致皮疹越来越重。

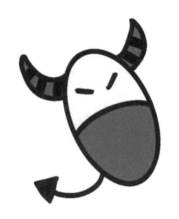

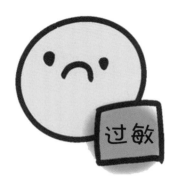

过敏

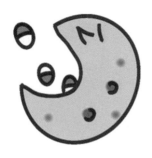

药物的超敏反应

药物本无辜，一些特应性体质的患者，对这个药物产生超乎异常的过敏反应，除了有皮疹，还有发热、内脏损害，又称药物超敏综合征，机制尚不清楚。

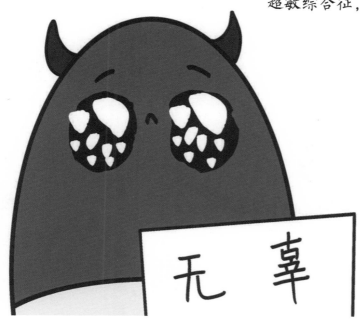

肝脏、肾脏、肺脏、血液系统都可能受损，内脏损害多在皮疹后2周左右发生，往往需要多学科联合治疗，严重者可致死亡。

2 周

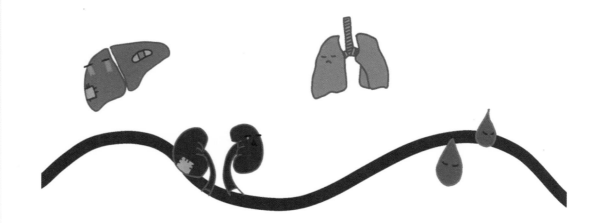

第三章
几点常识及时识别药疹

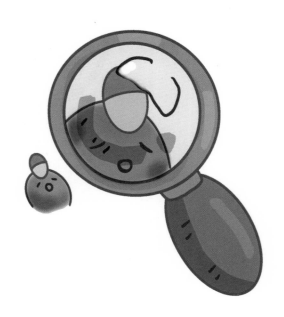

药疹虽善变也有共同点

同为药疹，表现却是千差万别，不过，药疹也有一些特征性的表现。

①有用药史，多在治疗过程中突然出现全身性、对称性的皮疹。

②多数都有瘙痒，且较明显。

③停药后可好转或消退。

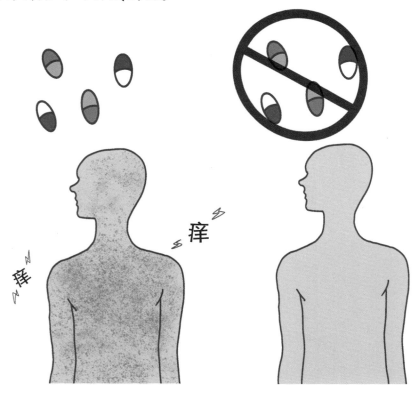

　　如果在用药的过程中发生皮疹，一定及时就诊，停药后发生的皮疹，也不能掉以轻心，因为药疹有一定的潜伏期。

潜　伏　一

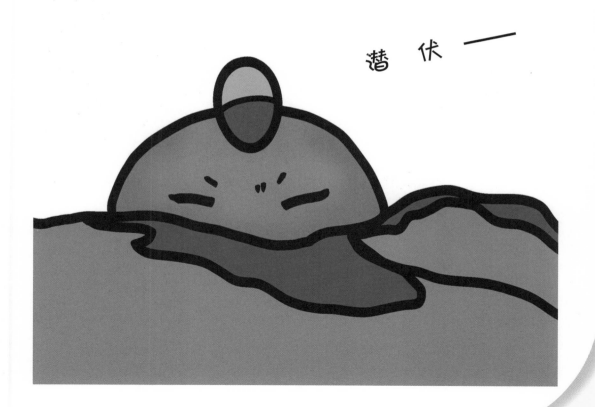

用药后发的皮疹不都是药疹

有些疾病的表现很像药疹，服用了几天药，发皮疹了，到底是药疹还是疾病本身要发疹，确实不容易判断。

　　最容易误诊的就是病毒疹、麻疹、猩红热，这些是由病毒、细菌感染引发的，发疹前多有发热不适，一般内科就诊且用药后，发出皮疹，其实是疾病本身的皮疹，跟药物没有关系，所以，不要觉得是药物用得不对，还要由专业的皮肤科医生来判断。

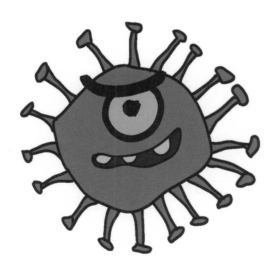

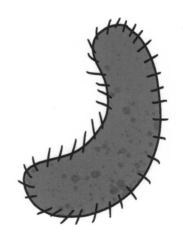

第四章
如何预防和治疗药疹

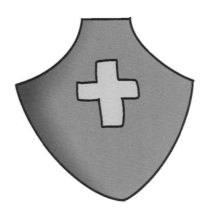
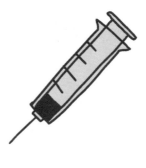

重在预防

　　严重的药疹可危及生命，轻的药疹也有瘙痒不适，以及发疹给人带来的尴尬和紧张，因此，需要防止和尽早发现药疹的发生。

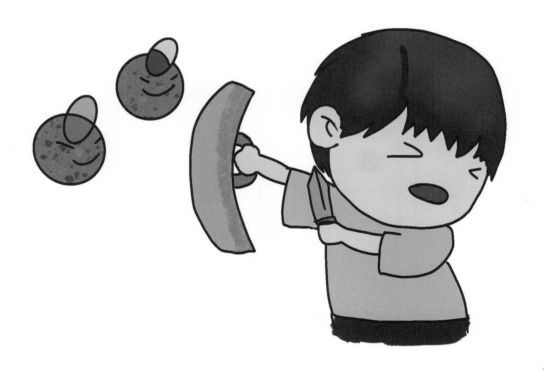

① 在病历本首页记录药物过敏史，就诊时及时告知医生，避免使用同类药物。

② 用药品种尽量减少，如有过敏现象，也利于判断是哪种药物引起的过敏，以便及时更换。

③ 如果自家药箱里保存有药物，也不能随意服用，有些药物要经过皮试才能使用，要由医师确认。

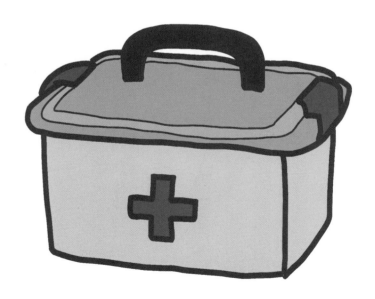

药疹也要靠药治

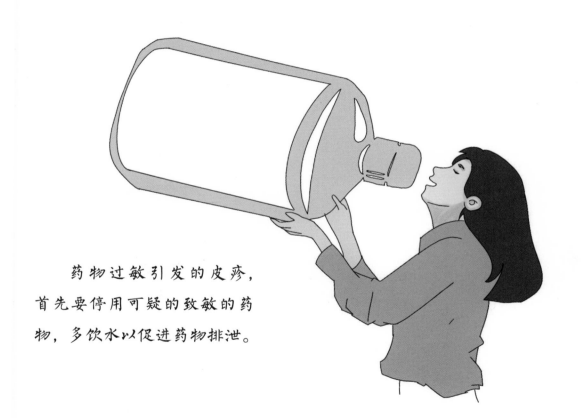

　　药物过敏引发的皮疹，首先要停用可疑的致敏的药物，多饮水以促进药物排泄。

　　轻症者口服抗过敏药物，或者维生素 C、葡萄糖酸钙静滴，多数治疗后皮疹瘙痒减轻，皮疹颜色转淡并逐渐消退。

葡萄糖酸钙

抗过敏

vitc

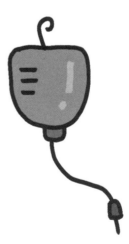

　　皮疹泛发，瘙痒明显，影响生活的，有时医生会用抗敏作用强大的糖皮质激素，好转后逐渐减量。

　　还有一些危及生命的重症药疹，治疗可不是简单的抗敏就行，激素需大量，有时可能需要激素的冲击疗法，还要防止多种并发症，对医生和患者都是一种考验，需要医护的通力配合才能共度难关。

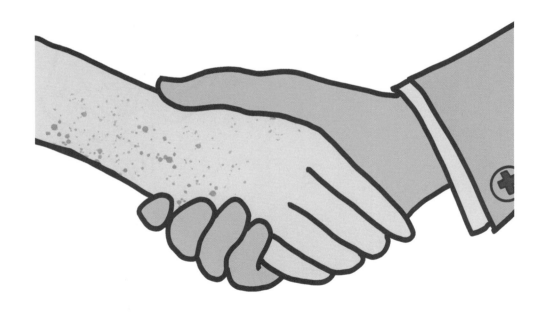

如果药物过敏来得快，有呼吸困难等休克的前兆，一定要找就近的医院及时抢救，不要苛求一定要到哪家医院，以免延误最佳抢救时机。

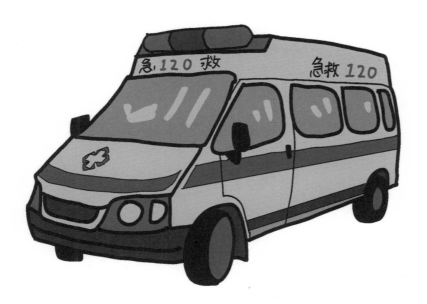

第五章
药疹小小问答

1. 这种药物过敏了，同类药物能吃吗？

应避免再次服用同类药物。

2. 药疹会危及生命吗？

一般不会，然而，重的药疹可能会危及生命。

3. 服用同类药物，发药疹的人症状一样吗？

不一定。

4. 如果某一次服药后没有发生药疹，是不是意味着永远不会发生药疹了呢？

不是的。

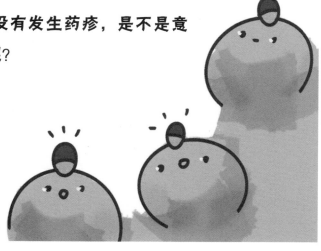

5. 药疹都是吃完药之后迅速出现的吗？

不是，有些药疹的潜伏期很长。

6. 服用了很多药物，怎么判别是哪一种药物过敏了呢？

记录所有药物，由专业医生判断。

7. 怎么第一时间知道自己发了药疹？

用药期间出皮疹，应及时就诊。

8. 有什么容易被误认为是药疹的疾病吗？

病毒疹、麻疹、猩红热等由病毒、细菌感染引发的皮疹。

9. 为了避免药疹再次发作，需怎么做呢？

病历本首页记录过敏药物类型，并主动告知医生。

10. 发生药疹是不是说明医生用药不对？

不是，每一种药物都有发生药疹的可能性。

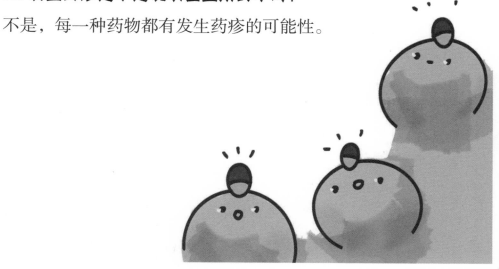